AF336585

RAPPORT

sur le fonctionnement

de l'Office Public d'Hygiène Sociale

du Département d'Alger

pendant l'Année 1922

PAR LE

DOCTEUR ARGENSON, MÉDECIN CHEF

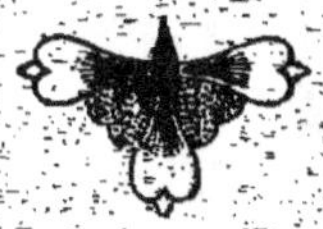

1923

Soc. Anon. des Anc. Etabl. d'Imp. F. Montégut
12, Rue Charras. — Alger.

RAPPORT

sur le fonctionnement

de l'Office Public d'Hygiène Sociale

du Département d'Alger

pendant l'Année 1922

PAR LE

DOCTEUR ARGENSON, MÉDECIN CHEF

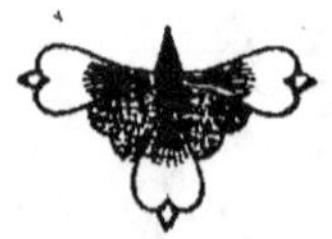

1923

—

Soc. Anon. des Anc. Etabl. d'Imp. F. Montégut
12, Rue Charras. — Alger.

RAPPORT

sur le fonctionnement de l'Office Public d'Hygiène Sociale du Département d'Alger pendant l'Année 1922

par le

Docteur ARGENSON, Médecin chef

Au cours de l'année 1922, le Dispensaire public d'Hygiène Sociale du département d'Alger a poursuivi sa triple tâche de dépistage des tuberculeux, d'éducation prophylactique des malades et de leur entourage et d'assistance. Son action est encore restée limitée à l'agglomération algéroise, les ressources dont dispose l'Office ne lui permettant pas d'étendre efficacement son action dans l'ensemble de sa circonscription.

A l'heure actuelle les Corps élus ne voient encore dans le Dispensaire qu'un rouage de l'Assistance Publique dont les besoins chargent lourdement les budgets. Ils n'aperçoivent pas encore les bienfaits de la prophylaxie et comment celle-ci, vigoureusement conduite, doit aboutir à diminuer les charges qui pèsent si lourdement sur la collectivité.

Nous espérons montrer, au cours de ce travail, ce que le Dispensaire a déjà réalisé dans cette voie et ce qu'on peut en attendre si on lui donne les moyens d'intensifier son action.

Le Corps social ne peut se soustraire au devoir de solidarité; mais n'est-il pas évident qu'en dirigeant ses efforts vers la prophylaxie il prépare pour l'avenir un allègement des charges qui résultent de l'accomplissement de ce devoir.

LOCAUX

Actuellement encore, un seul dispensaire fonctionne dans la Ville d'Alger : il est installé au n° 9 de la rue de Metz (quartier de Belcourt) dans un immeuble qui a été acquis et aménagé par le Dispensaire Privé auquel a succédé le Dispensaire Public.

Il comprend tous les organes nécessaires au diagnostic scientifique de la tuberculose. Les locaux n'ont subi aucune modification au cours de la présente année. Rappelons qu'ils comprennent :

Au rez-de-chaussée :

1° Une salle d'attente ;

2° Une salle pour l'inscription des consultants ;

3° Une salle de douche munie d'un appareil pour le chauffage de l'eau par le gaz ;

4° Des W. C. pour les malades ;

Au premier étage :

1° Une salle d'examen pour le médecin-chef ;

2° Une salle d'examen pour le médecin assistant ;

3° Une salle de radioscopie avec installation moderne (tube Coolidge) ;

4° Un déshabilloir pour les malades ;

5° Un laboratoire de bactériologie, possédant le matériel nécessaire à la recherche du bacille de Koch dans les produits pathologiques, tant à l'examen direct qu'après homogéinisation, et à l'inoculation au cobaye.

6° Un laboratoire de chimie où se fait également la répartion, en paquets ou en flacons des médicaments délivrés tout préparés par la pharmacie de l'hôpital civil de Mustapha et destinés aux malades indigents ;

7° Des W. C. pour le personnel.

Le second étage est occupé par le logement de la secrétaire-gérante.

Nous disposons pour les examens laryngologiques d'une installation rudimentaire. Le défaut de place nous oblige à pratiquer les examens des voies respiratoires supérieures dans la salle d'examen du médecin-chef.

Les inconvénients des locaux de la rue de Metz sont assez nombreux. En première ligne il convient de citer la situation excentrique du Dispensaire qui oblige les consultants habitant la partie Nord de l'agglomération à un trajet long et coûteux. L'Office a décidé l'installation d'un second dispensaire dans le quartier de l'ancienne esplanade Bab-el-Oued, à l'angle des rues Lazerges et Géricault, où il s'est rendu acquéreur d'un immeuble inachevé dont la construction avait été entreprise par l'Union des Femmes de France, précisément en vue de la création d'un dispensaire. L'immeuble était passé dans d'autres mains et le nouvel acquéreur s'étant rendu compte que la construction existante se prêterait difficilement à l'édification d'une maison de rapport, acceptait de nous le céder au prix de 53.000 francs. Les frais d'actes portaient le total de nos débours à 56.000 francs. Pour ce prix nous étions propriétaires de 250 m² de terrain et d'une construction comprenant le gros œuvre du sous-sol et du rez-de-chaussée et valant, au prix actuel de la construction, au moins 45.000 francs.

L'achèvement de la construction du rez-de-chaussée,

l'aménagement intérieur et les diverses installations d'eau, de gaz, d'électricité et de chauffage entraîneront une dépense de 74.000 francs. La dépense totale prévue, y compris le mobilier, s'élève à 130.000 francs.

Nous avons obtenu du Gouvernement Général une subvention de 100.000 francs; le reste, soit 30.000 fr., étant à prélever sur l'actif de l'Office.

L'opération que nous avons réalisée est extrêmement avantageuse: dans l'état actuel de la crise des logements, toutes nos tentatives pour prendre en location tout ou partie d'un immeuble sont restées infructueuses. D'autre part, la location d'un immeuble aurait grevé notre budget ordinaire d'une lourde annuité et la loi des Dispensaires est conçue de telle manière qu'il est plus facile à ces organismes de faire face aux dépenses de premier établissement qu'aux dépenses de fonctionnement. En particulier la subvention de 100.000 francs accordée par le Gouvernement Général, à prendre sur le produit des jeux, ne pouvait être affectée qu'à l'édification d'un nouveau dispensaire. Enfin cet accroissement de notre actif immobilier nous permettrait, en cas de besoin, de recourir à un emprunt.

Grâce à une avantageuse combinaison, nous avons pu tourner une difficulté qui s'était présentée quand nous avons voulu, une première fois, acquérir de l'Union des Femmes de France l'immeuble de la rue Lazerges. La Société Foncière et Immobilière de la Ville d'Alger avait imposée à celle-ci d'édifier sur la parcelle cédée une construction similaire de celles construites sur les parcelles voisines, c'est-à-dire à plusieurs étages, alors que nous n'avions besoin que du sous-sol et du rez-de-chaussée. Nous avons pu traiter avec un constructeur qui se propose d'édifier cinq étages dont il sera propriétaire, tandis que nous le serons du sous-sol et du rez-de-chaussée suivant convention passée devant notaire. Le dispensaire aura son entrée rue Lazerges et le reste de l'immeuble aura une entrée tout à fait indépendante rue Géricault, sans aucune communication entre les deux parties de l'immeuble.

Le second dispensaire de l'Office se trouvera installé dans les meilleures conditions : la distribution intérieure a été étudiée de manière à faciliter au maximum le service de la consultation. L'installation radioscopique, un peu à l'étroit dans l'immeuble de la rue de Metz, sera transportée dans le nouveau dispensaire. La partie de la ville qu'il est appelé à desservir, nous fournit dès maintenant un contingent considérable de malades et ce nombre est appelé à s'accroître par suite des facilités nouvelles de se rendre aux consultations.

PERSONNEL

Le personnel d'exécution comprend un personnel médical, un personnel social, un personnel administratif.

Le personnel médical comprend :

1° Un médecin-chef qui assure la direction et le fonctionnement du dispensaire et se tient en rapport avec les différents organismes pouvant contribuer à la prophylaxie antituberculeuse. Il assure le service des consultations avec la collaboration du médecin-adjoint ;

2° Un médecin-adjoint qui partage avec le médecin-chef le service de la consultation ;

3° Un assistant laryngologiste ;

Les examens radioscopiques sont pratiqués par le médecin-chef.

Le médecin-adjoint et le médecin laryngologiste ont

été nommés par le Conseil d'administration après concours sur titres.

Le personnel social comprend deux infirmières visiteuses diplômées de l'Ecole du Comité National de défense contre la tuberculose et une infirmière-visiteuse non diplômée, mais possédant des aptitudes et des connaissances suffisantes.

La Ville a été partagée en trois secteurs et dans chacun d'eux une de nos visiteuses est chargée des enquêtes sociales et de la prophylaxie à domicile. Dès maintenant ce nombre d'infirmières est à peine suffisant. Mais d'une part nos ressources financières et d'autre part la difficulté de se procurer le personnel qualifié, ne nous ont pas permis de l'augmenter. Une jeune fille, possédant le diplôme d'infirmière de la Croix Rouge, a obtenu, par notre entremise, une bourse à l'effet de suivre, à Paris, à l'Ecole du Comité National, l'enseignement antituberculeux. Dès qu'elle sera en possession de son diplôme, elle reviendra parmi nous, portant ainsi à trois le nombre de nos infirmières diplômées.

Le personnel administratif comprend une secrétaire-gérante chargée de la correspondance de l'Office et de son fonctionnement matériel sous la direction du médecin-chef.

Une femme de ménage et un infirmier d'exploitation indigène assurent l'entretien et la propreté des différents locaux.

FONCTIONNEMENT

1° Service de la Consultation

L'examen attentif des malades se présentant au Dispensaire constitue le travail fondamental.

Il s'agit d'un véritable triage qui se fait en plusieurs étapes. Lors d'un premier interrogatoire, l'infirmière préposée aux entrées élimine les consultants qui se sont manifestement trompés d'adresse en se présentant au dispensaire, c'est-à-dire tous ceux dont l'affection n'a évidemment rien à voir avec la tuberculose. Nos infirmières ont d'ailleurs pour consigne de réserver à l'appréciation du médecin tous les cas pour lesquels il peut y avoir le moindre doute.

Les malades se présentent les uns spontanément, les autres nous sont adressés par nos infirmières au cours de leurs visites à domicile ou bien par des praticiens de la ville. Cette dernière catégorie devient de plus en plus nombreuse et nous nous efforçons de donner toute l'extension possible à une collaboration toujours plus étroite avec le corps médical. Parmi les malades envoyés par les médecins, on peut distinguer deux catégories : les uns appartiennent aux classes les plus pauvres et sont tout à fait hors de situation d'honorer le moindre acte médical ; les autres sont dans une situation moins précaire, mais ne peuvent faire les frais des examens spéciaux, radioscopie, bacilloscopie, etc., pouvant être nécessaires pour un diagnostic de certitude. Dans tous les cas le malade est examiné et le résultat de l'examen est remis au malade dans une enveloppe à l'adresse du médecin qui l'a envoyé. L'infirmière du secteur où habite le malade se rend chez le médecin pour prendre ses instructions. Ce n'est que lorsque le médecin déclare qu'il ne peut assurer le traitement du malade que celui-ci reçoit au dispensaire les quelques médicaments qui peuvent lui être utiles. S'il s'agit d'un malade contagieux, l'infirmière prend les mesures prophylactiques utiles et possibles.

La délivrance de médicaments par le dispensaire n'a pas été sans attirer l'attention des groupements corporatifs. On a fait ressortir que le dispensaire est un organe de prophylaxie et non de traitement, ce qui est parfaitement exact. Néanmoins le dispensaire n'a pas cru devoir s'interdire tout geste thérapeutique et cela pour les raisons suivantes : tout d'abord pour un assez grand nombre de malades un seul examen ne suffit pas pour établir un diagnostic de certitude ; il faut une observation quelquefois assez prolongée; il nous faut avoir recours parfois à l'inoculation au cobaye avant de considérer par exemple comme banale telle bronchite chronique. Il est indispensable que le malade revienne aussi souvent qu'il lui est prescrit jusqu'à l'établissement du diagnostic. Or le moyen le plus efficace et le moins coûteux est encore de lui donner quelque potion calmante ou quelques pilules expectorantes. Très souvent l'unique prescription est une solution d'iodure de potassium destinée à provoquer une expectoration en vue d'examen bactériologique.

On objectera qu'une fois le diagnostic posé, rien ne justifie plus la distribution de médicaments et en fait nous la réduisons dans ce cas à un chiffre insignifiant. Cependant il y aurait des inconvénients à refuser systématiquement toute apparence de soins : il ne faut pas oublier, en effet, que le malade est surtout occupé de sa guérison et que nos conseils d'ordre hygiénique ou prophylactique risqueraient de n'être pas écoutés si nous nous privions de l'autorité que nous prenons sur nos malades en tant que médecin. Nous nous efforçons d'ailleurs de faire comprendre aux malades que les médicaments ne jouent qu'un rôle tout à fait secondaire dans le traitement de la tuberculose, que la cure hygiéno-diététique en constitue la base et au surplus nous ne donnons ce minimum de soins qu'aux malades n'ayant pas de médecin et tout à fait hors d'état d'en rémunérer les services. La distribution de secours alimentaires ou autres ne suffit pas toujours à nous donner sur nos malades l'autorité nécessaire.

Il est bien entendu que chaque fois qu'une thérapeutique active nous paraît indiquée, nous ne manquons pas de diriger le malade sur l'hôpital qui, seul, peut la lui assurer.

Nous n'entrerons pas dans les détails du fonctionnement de la consultation. Nous l'avons fait dans notre rapport de l'année 1921. Nous prions le lecteur de vouloir bien s'y reporter.

Qu'il nous suffise de dire que les dossiers de nos malades sont établis suivant les règles formulées par le Comité National. Nous utilisons actuellement les nouveaux modèles de fiches qui diffèrent des anciennes par un certain nombre de points dont le plus important est l'inscription des signes de percussion et d'auscultation au moyen de signes graphiques portés sur un schema thoracique. Les signes radioscopiques sont également reproduits graphiquement sur des schemas spéciaux.

Nous avons maintenu l'emploi de notre système de fiches dites *d'attente* pour noter les résultats des premiers examens ; les dossiers complets ne sont établis que lorsque ceux-ci ont montré que le malade relève bien de l'action du Dispensaire. Nous évitons ainsi d'employer des imprimés coûteux pour des malades qui doivent être rapidement éliminés et nous épargnons aux visiteuses un travail inutile.

L'examen des malades est toujours complet: il comporte l'examen clinique minutieux de l'appareil respiratoire et un examen sommaire des autres appareils sur lesquels l'interrogatoire a pu fixer l'attention. Il est dans tous les cas complété par l'examen radioscopique et par l'examen bactériologique quand il existe une expectoration. Ce dernier est répété à chaque consultation jusqu'à ce qu'il donne un résultat positif ou jusqu'à ce que l'ensemble des autres symptômes ait permis de rejeter le diagnostic de tuberculose.

En principe, après trois examens directs négatifs, dont un après expectoration provoquée par l'iodure de potassium, la recherche est faite après homogéïnisation.

Dans tous les cas où il persiste un doute sur la nature de la maladie, nous avons recours à l'inoculation au cobaye.

L'examen laryngoscopique est pratiqué chaque fois qu'il peut présenter de l'intérêt. Il est fait systématiquement chez les enfants.

Enfin, la cuti-réaction à la tuberculine est pratiquée sur tous les malades dans un intérêt surtout statistique. L'index tuberculinique de la Ville d'Alger est très élevé et n'est pas inférieur à celui des villes d'Europe les plus touchées par la tuberculose. Dans certains cas cette réaction si simple présente pourtant un intérêt diagnostic ou pronostic incontestable.

2° Service Social

Dès le diagnostic posé, le service social entre en fonction. Il va d'abord nous renseigner avec précision sur la situation sociale du malade et de sa famille, sur ses ressources, sur les conditions hygiéniques dans lesquelles il est placé, sur les dangers de contagion et sur les moyens à mettre en jeu, dans chaque cas particuliers pour en annuler ou en restreindre les effets.

Au cours de la consultation, le médecin a éclairé avec ménagements le malade sur la nature de son mal et sur les dangers qu'il fait courir à autrui et en particulier à ses proches. Cette sincérité est nécessaire et elle est moins cruelle qu'on ne peut penser : parmi les malades qui se présentent au Dispensaire, beaucoup ne sont porteurs que de formes latentes ou peu actives, compatibles avec un bon état général; ne se sentant pas malades, ils ne sont pas effrayés d'un diagnostic qui d'ailleurs ne leur est exposé qu'avec des ménagements en rapport avec leur état d'esprit. Quant aux malades plus gravement atteints, ils puisent une arme contre l'inquiétude dans la vue du voisin qu'ils savent ou pensent atteints du même mal et qui ne paraît pas ou peu touché.

Depuis la guerre, d'ailleurs, d'innombrables réformés pour tuberculose ont dans leur poche la notification ministérielle sur laquelle non seulement le diagnostic s'étale en toutes lettres, mais encore s'accompagne de la description sommaire des symptômes ou des lésions.

Et comme un certain nombre vont déjà depuis 4 ou 5 ans toucher assez gaillardement leur pension, le public commence à admettre que la tuberculose n'a pas toujours l'évolution fatale qu'il lui supposait autrefois.

Au cours de son enquête sociale et lors de ses visites ultérieures, la visiteuse commence et poursuit l'éducation hygiénique et prophylactique de son malade; elle étudie les possibilités d'isolement, les moyens de soustraire les enfants aux dangers de contagion et les soumet au médecin. Dans quelques cas, il est possible de réserver au malade une chambre, plus souvent un lit que le Dispensaire fournit gratuitement aux plus pauvres. Dans bien des cas cas nous arrivons à obtenir le placement des enfants chez des parents qui sont auparavant soumis à l'examen du dispensaire. On conçoit tout l'intérêt et toute la portée pratique de cette solution qui a l'avantage de n'être pas onéreuse pour la collectivité et que nous nous efforçons d'appliquer le plus souvent possible. La petite mensualité que nous servons quelquefois au nourricier pour vaincre certaines résistances représente de l'argent bien employé.

Lorsque la prophylaxie à domicile ne peut être réalisée d'une manière efficace, nous nous efforçons d'obtenir l'hospitalisation du malade. Nous nous trouvons alors en présence de deux sortes de difficultés : la première réside dans la répugnance que quelques sujets manifestent pour l'hôpital ; il nous faut quelquefois beaucoup de ténacité ou de diplomatie pour obtenir le consentement nécessaire. La seconde tient à ce que le Dispensaire ne dispose pas de la faculté de prescrire l'hospitalisation lorsque cette mesure lui parait nécessaire; l'infirmière du secteur est obligée d'aller trouver le médecin municipal intéressé pour obtenir de lui qu'il veuille bien contresigner le billet établi par le Dispensaire.

A la suite de toute admission à l'hôpital d'un tuberculeux contagieux, l'infirmière fait procéder à la désinfection par le service municipal. Cette désinfection est également demandée chaque fois que le logement occupé jusque là par un malade devient vacant.

Nos infirmières sont en relation avec toutes les œuvres charitables et avec les organismes officiels d'assistance. Elles attirent leur attention sur les misères qu'elles connaissent et auxquelles elles s'efforcent d'apporter un soulagement.

3° Liaison

L'Office antituberculeux ne constitue qu'un des organismes de la lutte antituberculeuse, un des anneaux de la chaîne prophylactique. Parallèlement à lui doivent se constituer ou se développer d'autres organismes venant parer aux dangers qu'il signale et que, réduit à ses seuls moyens, il n'est pas toujours en mesure de conjurer.

Le Dispensaire en effet, ne peut par lui-même opposer à la contagion que les mesures de prophylaxie fa-

miliale toujours nécessaires mais non toujours suffisantes. Suivant les cas c'est tantôt l'isolement du contagieux dans un établissement spécial, tantôt l'éloigne-
ment des sujets les plus exposés qui s'imposent ou qui
sont réalisables. Ce qu'il faut c'est la double direction
du Sanatorium ou de l'hôpital spécialisé pour la première formule ; ce sont les œuvres de placement de
l'enfance pour la deuxième.

Pour l'isolement du malade nous ne disposons actuellement que de l'hôpital et encore avec les restric-
tions que je signalais plus haut. Or, dans les conditions
actuelles, l'hospitalisation qui apparaît à première vue
comme la mesure prophylactique la plus efficace ne
peut pas donner toute la sécurité qu'on en attend : le
séjour qu'y font les malades est souvent trop court :
pour les malades hospitalisés par le Dispensaire à l'hôpital de Mustapha pendant l'année 1922 ce séjour a
été en moyenne de 84 jours. Pour ceux hospitalisés à
Birtraria, il a été seulement de 36 jours. C'est peu si
l'on réfléchit que pour être pleinement efficace l'isolement devrait se prolonger jusqu'à la guérison ou
jusqu'au décès.

Le seul moyen de parer dans une certaine mesure
aux inconvénients du retour du contagieux dans son
foyer, c'est la prise en charge par le Dispensaire des
malades dès leur sortie. Et non seulement des malades
hospitalisés par ses soins, mais de tous les tuberculeux sortants. Cette mesure si utile n'a pas encore été
pleinement réalisée, les directeurs des Hôpitaux ne se
croyant pas autorisés, dans l'état actuel de la législa-
tion, à faire à l'Office une déclaration portant atteinte
au secret médical. Le Dispensaire a proposé qu'un tract
exposant le but de l'œuvre soit remis aux malades sortants, accompagnés d'une formule d'adhésion proposée
à la signature des malades. Tract et formule d'adhésion ont soulevé quelques objections portant sur la

forme à leur donner et émanant des associations corporatives médicales. Quelques modifications ont été proposées et acceptées et tract et formule sont à l'impression et seront mis en service dès le début de l'année 1923.

L'absence de sanatorium constitue une grave lacune : il est pénible pour le médecin de n'avoir pas à sa disposition cette arme précieuse et il est attristant pour lui de songer que quelques jeunes existences, qui pourraient être sauvées par ce moyen, s'acheminent vers la phtisie faute de cette ressource. L'hygiéniste et l'éducateur ne déplorent pas moins d'être privés de l'action éminemment éducatrice du Sanatorium.

La préservation de l'enfance peut être réalisée dès maintenant, dans une mesure il est vrai restreinte, par la création à Alger d'une filiale de l'Œuvre Grancher. Cette œuvre a été retardée dans son entrée en action par la difficulté de trouver des nourriciers présentant toutes les garanties nécessaires. Un autre obstacle provient de la répugnance manifestée par les parents à se séparer de leurs enfants quand ils doivent être envoyés au loin. L'Œuvre a résolu la difficulté par la création d'un petit centre de placement collectif situé au Frais-Vallon dans des conditions qui ne représentent pas l'idéal, en le comparant aux centres de placement de la Métropole, mais où, du moins, les enfants sont soustraits à la contagion familiale. Ceux qui y sont placés l'ont été par l'intermédiaire de l'Office après un examen complet ayant montré qu'ils étaient indemnes de tuberculose cliniquement décelable. Ils étaient tous en contact de cohabitation avec un tuberculeux ouvert.

Il nous reste à souhaiter l'extension des mesures de protection de l'enfance aux tous petits. C'est dès la naissance qu'il faudrait pouvoir arracher l'enfant au foyer contaminé, car la mortalité par tuberculose, au cours de la première année surtout, est effroyable chez les enfants vivants au contact de tuberculeux contagieux. Les difficultés sont évidemment plus grandes que lorsqu'il s'agit d'enfants d'âge scolaire mais elles ne sont pas telles qu'elles doivent décourager les bonnes volontés d'entreprendre une œuvre si éminement utile.

L'Office est en liaison avec tous les organismes susceptibles de l'aider dans sa besogne de dépistage: c'est ainsi que la Direction du Service de Santé de la Division d'Alger nous adresse chaque mois, à titre confidentiel, la liste des anciens militaires réformés pour tuberculose ou pour affections pulmonaires suspectes. Cette mesure éminement utile est en vigueur depuis la fin de l'année 1921 et elle nous a permis de découvrir de nombreux foyers et d'amorcer auprès d'eux notre action prophylactique.

La collaboration du Syndicat des Médecins d'Alger nous est désormais assurée : cette association a présenté à notre Conseil d'administration un projet d'entente qui sera soumis pour avis à l'examen du Comité Technique. Les conditions mises à cette collaboration par le Syndicat, visent surtout le principe du non traitement des malades par le Dispensaire et ne soulèveront probablement pas d'objections. Quand tous les praticiens connaîtront le but de l'Office, les services qu'il peut leur rendre en procédant aux examens spéciaux chez les malades peu fortunés, l'aide précieuse qu'il peut leur fournir dans leur tâche si utile d'hygiénistes, peu de foyers tuberculeux échapperont à notre connaissance et à notre action.

Une nouvelle source d'information nous est fournie par notre entrée en relations avec le Service des Enfants assistés. L'aimable et dévoué Inspecteur de ce service a bien voulu nous signaler les enfants et les familles assistés suspects de tuberculose. A l'avenir il nous signalera les nourriciers ou les nourrices ayant demandé à prendre un enfant assisté. La visiteuse fera sen enquête et enverra au Dispensaire, pour examen, tous les suspects.

QUELQUES CHIFFRES

Au cours de l'année 1922 le nombre de malades examinés s'est élevé à 721 (contre 548 en 1921). Sur ce nombre il y a 286 Européens (nés en Europe ou d'origine Européenne), 334 Indigènes musulmans et 101 Israélites.

Le nombre des examens s'est élevé à 2.937 (contre 2.700 en 1921). Ce nombre est à peu près le quadruple de celui des malades. Chaque malade n'a donc été vu en moyenne que 4 fois au cours de l'année. Cela tient à ce qu'un assez grand nombre de malades est éliminé après deux examens comme indemnes de tuberculose.

Sur les 721 malades examinés au cours de l'année, 149 ont été reconnus atteints de tuberculose avérée (entrants sous les numéros 1, 2, et 3 de la classification du Comité National). Sur ces 149 tuberculeux, 122 ont présenté une expectoration bacillifère ; 27 avaient des signes cliniques ou radiologiques entraînant à peu près la certitude, mais sans confirmation bactériologique. 259 malades ont été maintenus en observation comme suspects (numéros 4, 5, 6, 7 et 8 de la classification du Comité National). Enfin 333 ont été éliminés comme indemnes de tuberculose. Ce dernier nombre comprend seulement les malades soumis à un examen complet (clinique, radiologique et bactériologique) mais non ceux qui ont été éliminés par l'infirmière préposée aux entrées comme n'ayant manifestement rien à voir avec la tuberculose. Il y a donc eu 721 nouveaux dossiers établis, dont 333 se réduisant à la fiche de premier examen dite « fiche d'attente ».

Les 149 nouveaux cas de tuberculose pulmonaire s'ajoutant aux 301 en charge au 31 décembre 1921, donnent un total de 450 cas. Le nombre des décès s'est élevé au cours de l'année à 66. Il reste donc en charge, au 31 décembre 1922, 384 tuberculeux, soit 83 de plus qu'en 1921. Ces 384 cas se répartissent en plus de 300 foyers. On voit donc que nos trois infirmières visiteuses ont chacune la charge de plus de 100 foyers, nombre qui dépasse le chiffre habituellement admis et qui est de 90.

Le laboratoire de bactériologie a procédé à 938 examens de crachats pour la recherche du bacille de Koch (contre 657 en 1921), dont 903 examens directs et 35 après homogéïnisation. Les premiers ont donné 128 résultats positifs contre 775 négatifs. Les seconds, 3 positifs contre 32 négatifs. Enfin il a été procédé à 29 inoculations au cobaye avec 2 résultats positifs contre 27 négatifs.

Le nombre des examens radioscopiques s'est élevé à 836 (contre 232 en 1921, l'installation radioscopique n'ayant été faite qu'au cours de cette dernière année). Il a été pratiqué au moins une fois sur tous les malades examinés. Il a été répété quand il y avait intérêt à le faire.

La cuti-réaction a été pratiquée sur tous les malades qui se sont présentés au Dispensaire et a donné les résultats suivants :

Enfants (au-dessous de 16 ans) : Positifs   114
    —   —   —   Négatifs   38

                                 Total..........   152

Adultes ....Positifs   553
    —   ....Négatifs   8

                                 Total..........   561

Tous ces chiffres permettent d'établir que l'activité du Dispensaire comme centre de dépistage et de triage est considérable et que son rendement est élevé.

Comme organisme de placement, ses résultats sont en progrès marqués mais sont nécessairement limités par l'insuffisance des moyens mis à sa disposition.

34 malades ont été hospitalisés par ses soins à Mustapha et 18 à Birtraria ,soit au total 52 (contre 14 en 1921).

4 malades ont été envoyés dans des Sanatoriums de la Métropole et un à la Station Sanitaire de Médéa.

9 enfants ont été confiés à l'Œuvre Grancher (foyer de placement collectif du Frais-Vallon).

5 enfants ont été confiés à l'Œuvre des Enfants à la Montagne, pendant l'été, aux frais du Dispensaire.

Enfin de nombreux enfants appartenant à un foyer contagieux ont été placés chez des parents reconnus sains par le Dispensaire.

La prophylaxie au foyer familial s'est manifestée par le prêt de 15 lits complets et de 9 matelas pour permettre l'isolement nocturne des malades. 225 nouveaux crachoirs ont été distribués.

L'Office a fait procéder à 33 désinfections. Les infirmières ont fait au domicile des malades environ 5.400 visites au cours desquelles elles ont utilement rempli leur tâche d'éducatrices.

Enfin l'assistance aux malades indigents s'est manifestée par la distribution de médicaments pour une somme de 3.866 francs (contre 4.300 en 1921), encore cette somme comprend-elle l'iodure de potassium distribué comme expectorant et la solution savonneuse de Kuss délivrée pour la désinfection des crachoirs. Rapportée aux 721 malades examinés, auxquels il faut ajouter les 301 restant en charge au 31 décembre 1921 soit un total de 1022, elle représente une dépense de 3 fr. 73 par malade et par an.

Enfin il a été distribué 10.827 œufs, 300 kilos de viande de cheval, 254 kilos de légumes secs, 369 kilos de pâtes alimentaires et 14 kilos de sucre.

Enfin quelques secours en espèces ont été attribués, dans des cas particulièrement intéressants, pour une somme de 897 francs.

On voit donc, par l'ensemble de ces chiffres, que l'action du Dispensaire s'exerce de plus en plus dans le sens du dépistage et de la prophylaxie ; l'assistance et les soins aux indigents n'absorbant qu'une faible part de son activité et de ses ressources et seulement dans la mesure où ils sont nécessaires pour conserver sur nos malades une autorité qui n'a en vue que l'intérêt social.

Appendice

Conseil d'Administration au 31 Décembre 1922

Administrateur Délégué: M. Paysant, Préfet honoraire.
Administr. Délégué adjoint : M. Beltçaguy, Ingénieur.
Membres : MM. Dr Aboulker (Henri), Conseiller général
        Dr Barraud, Conseiller municipal
        Durand, Sous-Préfet honoraire
        Dr Lemaire, Directeur du Bureau d'hygiène.
        Général Massoutier, du Cadre de réserve.
        Mohammed ben Siam, Délégué financier.
        Dr Murat, Chef de Service à l'Institut Pasteur.
        Dr Rouquet, Conseiller général.
        Zerrouk Mahi Eddine, Conseil. général.
Mlle Couret, Institutrice.

Personnel d'Exécution au 31 Décembre 1922

Médecin-Chef : Dr Argenson.
Médecin-Adjoint : Dr Claude.
Assistant Laryngologiste : Dr Solacroup.
Assistant Bactériologiste : Dr Houel.
Secrétaire-gérante : Mlle Souvignet.
Infirmières Visiteuses titulaires : Mme Norès ; Mlle Poirot.
Infirmière Visiteuse auxiliaire : Mme Richaud.
Receveur : M. Comte, Receveur des Contributions.
Infirmier d'Exploitation : Tchicha Bou Alem.

COMITÉ

Technique et de Propagande

MM. BIRON, Caissier principal de la Banque de l'Al-
    gérie.

    BORGEAUD Lucien, Propriétaire, négociant.

    Dʳ CHASSEVANT, Professeur à la Faculté de
    Médecine.

    Dʳ CURTILLET, Professeur à la Faculté de Mé-
    decine.

    DJELLOUL-LAKDAR, Bach-Agha, délégué finan-
    cier.

    Colonel GARD, Président de l'Œuvre des Anciens
    Militaires.

    Dʳ HUGUES, Médecin de la Compagnie P.-L.-M.

    LEBAR (Samuel), Propriétaire, Administrateur de
    la Banque de l'Algérie.

    MESPLE (Armand), Président de la Société de
    Géographie de l'Afrique du Nord.

    MUSSO, Chef de Service à l'Institut Pasteur.

    Dʳ RAYNAUD, Inspecteur général des Services
    de Santé et de l'Hygiène publiques.

    REISSER, Trésorier général de l'Algérie.

    RICOME (Jules), Propriétaire, Négociant.

    RIGAL, Conseiller municipal.

    Dʳ SALIEGES, Médecin des Hôpitaux, Conseiller
    général.

    Dʳ SERGENT, Directeur de l'Institut Pasteur.

    Dʳ SOULIE, Professeur à la Faculté de Médecine.

    TACHET (Charles), Propriétaire, Négociant.

Mᵐᵉˢ MENS, Présidente de l'Œuvre de Secours aux
    Soldats de la Grande Guerre, Vice-Prési-
    dente du Souvenir Français.

    VEROLA, Président de l'Œuvre départemen-
    tale des Vêtements chauds.